OUVRAGES DU MÊME AUTEUR,

Faisant partie du COURS ÉLÉMENTAIRE à l'usage des Ecoles primaires.

Petite Physique des Écoles primaires, ou Simples notions sur les applications les plus utiles de cette Science aux usages de la vie. 1 vol. in–12, cart., avec fig. Prix : 75 cent. cart.

Petite Histoire naturelle des Écoles primaires, ou Leçons sur les minéraux, les animaux et les plantes qu'il est le plus utile de connaître.

Ouvrage adopté par le Conseil de l'instruction publique. 5ᵉ édit. 1 vol. in–18. Prix : 75 cent. cart.

Petite Géographie des Ecoles primaires et des Classes élémentaires. 4ᵉ édition, revue et améliorée. 1 vol. in–18. Prix : 75 cent. cart.

HYGIÈNE

DES ÉCOLES PRIMAIRES

ET DES

Classes laborieuses de la société.

Saint-Nicolas (Meurthe), Imprimerie de P. Trenel.

HYGIÈNE

DES ÉCOLES PRIMAIRES

ET DES

CLASSES LABORIEUSES DE LA SOCIÉTÉ,

OUVRAGE COURONNÈ

Par la Société pour l'instruction élémentaire, de Paris.

TROISIÈME ÉDITION,

Complètement refondue,

Par M. le Docteur **Saucerotte**,

Officier de l'instruction publique.

PARIS,

DELALAIN, rue des Mathurins-Saint-Jacques.

Lunéville,

Mme GEORGES, libraire.

1851.

TABLE DES MATIÈRES.

                                                 PAGE.

But et importance de l'Hygiène................... 7

Première partie : Préceptes généraux d'hygiène 9

I. L'air — la chaleur — la lumière............... Ib.

II. Les vêtements — la propreté................. 12

III. Les aliments et les boissons................. 14

IV. Le mouvement et le repos — le sommeil et la veille 17

V. Influence de l'âme sur le corps............... 19

Seconde partie : Accidents ; premiers secours à donner avant l'arrivée du médecin......... 20

I. Empoisonnements :
Par les *champignons* — par la *ciguë* (méprise à laquelle expose la ressemblance de cette plante avec le persil) — par le *zinc* et le *cuivre* (leur emploi dans l'économie domestique) — par l'*arsenic* — par des préparations de *plomb* — par certains acides et par des alcalis............. 21

II. Animaux venimeux, enragés, charbonneux, morveux — précautions à prendre................. 28

III. Asphyxies :
Par la vapeur du charbon — par des fosses d'aisances, égoûts, etc. — par l'eau — par strangulation — par le froid............................ 36

IV. Premiers secours
A donner dans les cas de brûlure — blessures — hémorrhagies — chutes — hernies étranglées. — des inhumations précipitées.................

Troisième partie : Hygiène des professions. 42
De l'insalubrité des ateliers — de l'abus des boissons énivrantes — du défaut de propreté dans le

ménage de l'ouvrier — de l'utilité de la gymnastique... 48
Hygiène de quelques professions en particulier.
I. Hygiène des *classes industrielles* (filateurs,
blanchisseurs, tisseurs, teinturiers, etc.). II. *Hy-*
giène des populations agricoles................ *Ib.*
Quatrième partie : Erreurs et préjugés con-
cernant la santé — des charlatans — soins dont
il faut entourer les malades..................... 66
Cinquième partie : Conseils aux instituteurs
sur l'HYGIÈNE DES ÉCOLES......................... 79

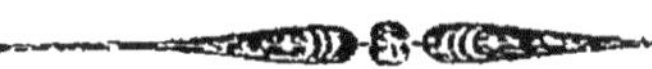

AVANT-PROPOS.

Il y aujourd'hui plus de vingt ans que je publiais pour la première fois, à mon début dans la carrière médicale, cette hygiène populaire, à laquelle une Société non moins recommandable par le bien qu'elle a fait, que par les hommes illustres qu'elle comptait dans son sein, daignait accorder son suffrage.

Sollicité par plusieurs amis de l'instruction primaire de faire paraître une nouvelle édition de ce petit ouvrage, et désireux d'y déposer les fruits d'une plus longue expérience, je me suis convaincu de la nécessité de le refondre presqu'entièrement. Toutefois, sauf la première partie que j'ai rédigée sous forme de maximes concises et faciles à retenir, parce qu'elle contient les *préceptes généraux* qu'il importe le plus de graver dans l'esprit des élèves, sauf, dis-je, cette première partie, l'ouvrage est le même quant à la forme. Cette forme est-elle trop didactique? devais-je, pour trouver des lecteurs dans certaines classes où le goût de l'instruction est peu répandu, la rendre plus attrayante?

Qu'il me soit permis de m'expliquer à cet égard.

Il y a pour un livre deux manières d'être attrayant, *par la forme* ou *par le fond.* — Par la forme, quand on cherche à déguiser l'aridité des préceptes sous des développements plus ou moins étrangers à l'instruction que l'on se propose de donner.—Par le fond, quand, se reposant sur l'intérêt que présente la matière dont il traite, l'auteur offre à ses lecteurs la vérité nue, en s'efforçant de leur faire comprendre combien serait dommageable l'ignorance des choses qu'il vient leur enseigner.

C'est après y avoir longtemps réfléchi, que j'ai cru devoir donner la préférence au second de ces procédés, 1° parce qu'une longue habitude des choses de l'enseignement m'a convaincu que le chemin le plus direct est, en général, le meilleur ; 2° parce qu'il y a, en s'adressant à certains lecteurs, nécessité d'être court , si l'on désire imprimer fortement dans leur esprit le souvenir des choses qu'on leur enseigne ; 3° enfin , parce que dans le cas particulier, les anecdotes , historiettes ou contes dans lesquels il eût fallu encadrer les notions élémentaires d'hygiène m'eussent paru mal assortis avec la nature , l'importance de cette science , et surtout avec certains détails techniques du sujet ; longueurs inévitables , sans utilité comme sans véritable agrément pour le lecteur auquel elles font perdre un temps précieux , en augmentant l'étendue , et par suite le prix de l'ouvrage.

Dans un ouvrage essentiellement destiné aux écoles primaires et aux classes industrielles et agricoles qui en sortent , ouvrage qui doit tenir lieu pour elles de toute instruction de ce genre , je n'ai pas cru devoir me renfermer systématiquement dans le programme des connaissances qui constituent l'hygiène proprement dite , l'hygiène savante. Tout ce qui intéresse la santé ou l'existence de l'homme laborieux, à quelque titre que ce soit , a dû trouver place ici. Ainsi , je ne me suis pas enquis uniquement de l'action des agents naturels sur nos organes, mais encore des causes d'accidents qui menacent journellement la vie. Je n'ai pas seulement suivi l'ouvrier ou le laboureur dans l'exercice plus ou moins pénible de leur profession, je leur ai offert des conseils pour les jours de maladie; je leur ai signalé le danger des préjugés et des erreurs de toute sorte qui viennent alors les assaillir. Enfin, je me suis efforcé de leur enseigner la *prévoyance*, cette qualité qui leur fait si complétement défaut, en matière d'hygiène, hélas! comme en beaucoup d'autres. J'ai cru mieux atteindre de la sorte le but que je m'étais proposé qu'en me renfermant dans des généralités qui eussent laissé en dehors une foule de notions de la plus haute importance, et qu'on n'enseigne cependant nulle part.

HYGIÈNE

DES ÉCOLES PRIMAIRES

ET DES

CLASSES LABORIEUSES DE LA SOCIÉTÉ.

But et importance de l'Hygiène.

Des nombreux dons que nous a faits la
bonté divine, le plus précieux de tous
après la santé de l'âme, c'est la santé du corps.

C'est à la vertu que nous devons l'un : c'est
à l'hygiène qu'il faut demander l'autre.

Perdre la santé, c'est perdre les moyens
de vivre. « S'exposer à la maladie, c'est faire
des avances au malheur autant qu'à la mort.»
La santé est donc la chose dont nous devons
être le moins prodigues ; c'est le capital du
travailleur.

Malheureusement c'est aussi de tous les
biens celui que nous sommes le plus en danger de perdre. Tantôt nous nous trouvons exposés à des accidents imprévus, à de graves
périls, à des fatigues excessives, et qu'il
nous est impossible d'éviter ; tantôt c'est notre

1

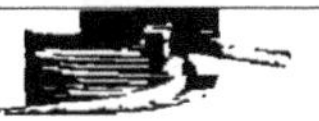

aveugle imprévoyance , ce sont nos désordres, nos excès de tous genres qui nous perdent. Ne sentant le prix de la santé que lorsque nous n'en jouissons plus, nous négligeons les soins qui peuvent la conserver ; nous allons même au-devant du mal que nous pourrions éviter !

Mais l'homme se rend coupable envers Dieu , envers ses semblables , envers sa famille , envers lui-même , quand il néglige les soins qu'il doit prendre pour la conservation de sa santé et de son existence. Et c'est pour que nul ne puisse trouver une excuse dans son ignorance, ou en devenir la victime , que l'auteur de cet ouvrage a pris la plume et résumé dans ces pages les préceptes les plus importants de l'hygiène.

PREMIÈRE PARTIE.

PRÉCEPTES GÉNÉRAUX D'HYGIÈNE.

Aucun être vivant ne pourrait se conserver sans le concours des choses qui l'environnent.

Ainsi, l'homme a besoin pour vivre d'*air*, de *chaleur*, de *lumière* ; il lui faut des *aliments* pour sa réparation. Il doit, en outre, exercer ses forces dans une certaine mesure.

Or, c'est de l'action de ces différentes choses, c'est de leur influence sur nous que dépend le bon ou le mauvais état de notre santé. Apprendre à en user de la manière la plus favorable à la santé, tel est le but des préceptes qu'on va lire.

I. *L'air, la chaleur, la lumière.*

1. L'AIR est indispensable à l'entretien de la vie. Sa privation est promptement suivie de la mort.

2. Pour nous conserver la santé, il faut que l'air que nous respirons soit pur. Une foule de maladies ou d'accidents naissent d'un air impur ou vicié.

3. L'air peut être vicié par un grand nombre de causes différentes.

4. Il est vicié par la respiration et par les

émanations qui s'échappent du corps de l'homme et de celui des animaux.

5. Il l'est encore par les vapeurs ou par les gaz qui se dégagent des matières en fermentation ou en décomposition ; autour des marais , des égoûts , des lieux d'aisances ; dans certaines mines , dans les carrières abandonnées ; dans les lieux où l'on prépare les boissons fermentées (vin , bière, etc.).

6. Il faut donc renouveler tous les jours l'air des habitations ; en éloigner autant que possible les matières en décomposition ; prendre des précautions particulières à l'égard de celles qui fermentent (1) ; ne pas séjourner , le soir surtout , dans les lieux marécageux.

7. L'air agit aussi sur nous en raison de sa *température*, c'est-à-dire, du degré de chaleur qu'il renferme.

8. L'homme ne peut vivre sans un certain degré de chaleur. Cependant il peut supporter des températures très-différentes , mais en s'assujetissant à des précautions dont l'oubli lui serait funeste.

9. Les variations subites de température produisent de nombreuses maladies , quand on s'y expose inconsidérément.

(1) Ces précautions sont indiquées dans les chapitres qui traitent des asphyxies, des maladies contagieuses et de l'hygiène des professions.

10. Il ne faut donc pas se dépouiller brusquement de ses vêtements quand on est en sueur ; surtout si l'on se trouve dans un lieu frais.

11. Il est utile, sans doute, de s'habituer dès sa jeunesse à tout endurer : la pluie comme le soleil, le froid comme le chaud ; c'est ainsi qu'on acquiert un tempérament robuste ; mais on ne doit pas, dans ce dur apprentissage, oublier les règles de la prudence, car on ne brave pas impunément les lois de la nature ; et ce n'est que par degrés qu'on peut acquérir la force nécessaire pour lutter contre les intempéries de l'atmosphère.

12. La lumière du soleil n'est pas moins nécessaire que sa chaleur à l'entretien de la santé. Il en est de l'homme comme des plantes, qui blanchissent, perdent leur saveur et leur vigueur dans l'obscurité. Il faut donc laisser pénétrer le soleil dans nos habitations, lorsque sa chaleur n'est pas trop incommode.

13. Quand on habite ou quand on travaille dans des lieux où le soleil ne pénètre pas, il faut, pendant les intervalles de repos, se promener dans des lieux bien aérés et bien éclairés.

13. Le soleil est surtout nécessaire aux enfants pâles, bouffis, qui ont des gourmes, ou qui ont été noués.

II. *Les vêtements, la propreté.*

14. Il faut prendre de bonne heure les vêtements d'hiver et ne les quitter que tard, surtout si l'on n'est pas d'une santé robuste.

15. Il est dangereux de laisser sécher des vêtements mouillés sur le corps, qu'ils soient mouillés d'eau ou de sueur.

16. La forme des vêtements doit être telle qu'elle ne gêne en aucune manière la liberté des mouvements et le cours du sang, ainsi que le font par exemple des cravates, des jarretières, des chaussures, des corsets trop serrés.

17. Les étoffes et les coiffures de couleur claire renvoyant la chaleur et la lumière, conviennent mieux, surtout en été, que les étoffes ou les coiffures de couleur foncée qui ont un effet contraire.

18. Les mêmes vêtements ne conviennent pas aux personnes de santé, de professions et d'âges différents.

19. Ils doivent surtout être plus chauds dans l'enfance et dans la vieillesse, car le froid est également mortel aux vieillards et aux enfants.

20. L'humidité et le froid aux pieds occasionnent un grand nombre de maladies. Il y a donc de l'inconvénient à marcher pieds-nus,

surtout sur un sol froid , et quand le corps est en sueur.

21. S'il est bon de tenir les pieds chauds, il ne l'est pas moins d'avoir la tête fraîche. Il faut s'habituer de bonne heure, quand on on est bien portant, à rester la tête nue , même en dormant. Les coiffures lourdes et trop chaudes ont beaucoup d'inconvénients. Il est donc aussi contraire à la politesse qu'à l'hygiène de rester couvert dans l'intérieur des maisons.

22. La partie de nos vêtements qui s'applique immédiatement sur la peau étant plus particulièrement destinée à entretenir la propreté du corps, doit être fréquemment lavée.

23. L'oubli de cette précaution entraîne de nombreuses maladies, et notamment celles qui inspirent le plus de répugnance , les maladies de la peau. — Il faut changer de linge d'autant plus fréquemment qu'on transpire davantage, ou que , par suite de la profession qu'on exerce, on le salit plus vite.

24. Les bains sont indispensables à l'entretien de la propreté. Il faut les prendre à la rivière et de courte durée en été , dans des cuves et tièdes en hiver.

25. Rien ne délasse mieux qu'un bain tiède pris après une grande fatigue.

26. Ne vous baignez jamais que trois ou quatre heures après les repas. On voit sou-

vent des personnes mourir subitement pour s'être mises à l'eau en sortant de table.

27. Gardons-nous bien, dans les soins de propreté relatifs à notre personne, d'oublier le visage, les mains, la chevelure, les dents, qu'il est nécessaire de frotter tous les jours avec une petite brosse mouillée, si l'on veut les conserver en bon état.

28. La propreté ne doit pas d'ailleurs s'étendre seulement à toutes les parties de notre corps, mais encore à tout ce qui nous entoure : à nos habitations, à nos meubles, à nos ustensiles, en un mot, à tout ce qui sert à nos besoins. Car il n'est pas nécessaire d'être riche pour être propre : la propreté est le luxe des pauvres.

29. Quant à la malpropreté, elle coûte plus cher qu'on ne pense ; c'est comme la rouille, qui ronge les ustensiles qu'on ne frotte jamais.

III. *Les aliments et les boissons.*

30. L'homme est destiné, par la nature, à se nourrir de chair et de végétaux. — Ne manger que des légumes ou de la viande, a donc un égal inconvénient.

31. Toutefois, l'espèce et la quantité de nos aliments doivent varier selon le climat, la saison, l'âge, le sexe et la profession, l'état de santé ou de maladie.

32. Les personnes qui se livrent à des tra-

vaux fatigants, ont besoin d'une nourriture plus réparatrice que les autres.

33. De tous les aliments, c'est la viande qui restaure le mieux ; et parmi les différentes sortes de viande, celle du bœuf, puis celle du mouton, du porc ; — mais cette dernière n'est pas aussi salubre que les autres, et ne convient pas aux estomacs délicats.

34. Les viandes blanches, telles que le veau, le poulet, nourrissent moins ; — le poisson, moins encore.

35. Le pain de froment nourrit plus que celui de seigle ou d'orge. Les légumes farineux (pommes de terre, haricots, riz, etc.) sont ceux qui restaurent le plus.—Le lait est sain et nourrissant, mais il ne suffit pas à des travailleurs.

36. Les aliments de mauvaise qualité peuvent engendrer de graves maladies ; telle est la viande trop gardée, la chair de poissons morts depuis quelque temps ou d'animaux malades. — Tel est encore le pain moisi ; celui auquel est mêlé de l'ivraie, du seigle ergoté, et que l'on reconnaît aux taches violettes dont il est parsemé.

37. Les assaisonnements ou épices employés à trop haute dose, irritent l'estomac et enflamment le sang.

38. Ne mangez jamais de fruits qui ne soient pas bien mûrs ; ils peuvent occasion-

ner des maladies. Bien des gens ont payé cher l'oubli de cette recommandation, surtout en temps de choléra.

39. On doit autant que possible prendre ses repas aux mêmes heures de la journée, et ne jamais dépasser les limites de l'appétit.

40. Ce que l'on mange au-delà des besoins de la réparation ne peut que fatiguer l'estomac, et par suite détériorer la santé. — Écoutez le proverbe : ce n'est pas ce que l'on mange qui nourrit, mais ce que l'on digère.

41. Manger avant que l'on n'ait digéré le repas précédent, c'est s'exposer à une indigestion.

42. Dans la plupart des maladies, il faut s'abstenir de prendre des aliments, ou du moins diminuer de beaucoup leur quantité. Pendant la convalescence même, il ne faut manger que ce que permet le médecin (1).

43. La boisson la plus simple, l'eau, est aussi la meilleure pour la santé, surtout dans l'enfance. — L'eau de source, fraîche, limpide, sans odeur ni saveur étrangère est la plus salubre.

44. Si l'on est contraint de boire une eau trouble, et chargée de matières étrangères, il faut préalablement la filtrer à travers un lit de sable fin ou de charbon pilé.

(1) Voir pour plus de détails la quatrième partie de cet ouvrage.

45. Il ne faut jamais boire de l'eau très-froide lorsqu'on est en sueur.

46. Le vin n'est *indispensable* qu'aux personnes qui travaillent beaucoup, ou aux individus faibles par tempérament ou par suite de maladies, et qu'il faut fortifier. Chercher dans le vin des forces artificielles, « c'est ajouter à la vie de chaque jour une partie de celle du lendemain. » — A trop souffler son feu, dit le proverbe, on use vîte son bois.

47. Quant à l'*eau-de-vie*, « elle ne fait vivre personne et elle a fait mourir bien des gens. »

48. C'est un sot marché que de vendre sa raison pour quelques verres de vin. — C'en est un pire encore que de ruiner sa santé et que d'abréger son existence pour le plaisir de boire. (*Simon de Nantua.*)

49. Il est dangereux de résister aux besoins naturels, et particulièrement au besoin d'uriner. Les médecins ont souvent à traiter des maladies qui ne reconnaissent pas d'autres causes.

IV. *Le mouvement et le repos, le sommeil et la veille.*

50. Le travail est la loi de l'homme. L'oisiveté du corps engendre des maladies, comme celle de l'esprit enfante des vices.

51. Toutefois la vie ne s'entretient que

par des alternatives de mouvement et de repos. Un travail sans relâche et une inaction prolongée ont également des inconvénients; l'un épuise les organes; l'autre les engourdit et leur ôte toute leur vigueur.

52. L'exercice est surtout nécessaire à ceux que leurs occupations forcent à rester assis pendant une partie de la journée. — Celui que l'on prend en plein air est le plus salutaire.

53. Il faut proportionner le travail à l'âge et aux forces de chacun. — Il en est de même de la durée du sommeil.

54. Les enfants et les personnes faibles ont besoin de dormir plus long-temps que les autres.

55. Le sommeil pris le jour ne répare pas les forces comme celui que l'on prend la nuit, aux heures accoutumées.

56. Se coucher tôt et se lever de bonne heure vaut mieux pour la santé que l'habitude inverse.

57. Il est bon de s'accoutumer de bonne heure à coucher sur des lits durs, pas trop couverts, et autour desquels l'air circule librement. Les rideaux épais et les alcôves sont nuisibles à la santé.

58. Il faut éloigner des chambres où l'on couche tout ce qui pourrait dégager des odeurs fortes ou des vapeurs pernicieuses, par exemple, des fleurs, ou un brasier mal éteint.

59. On ne doit pas non plus habiter une maison récemment construite, des chambres nouvellement plâtrées ou vernies (1).

V. *Influence de l'âme sur le corps.*

60. Rien n'influe plus sur la santé de l'âme que celle du corps.

Une âme corrompue mine le corps, comme une liqueur corrosive détruit le vase où elle est contenue.

61. Il n'est pas un vice qui ne puisse engendrer cent maladies. (*Simon de Nantua.*)

62. L'*envie*, la *haine*, semblables à un ver rongeur, minent à la fois l'esprit et le corps.

63. La *colère* n'a pas des effets moins funestes. On a vu des personnes mourir subitement pendant un violent accès de colère.

64. La *paresse* produit la misère, l'ennui ; elle mène aux vices et à toutes les maladies qu'entraîne l'inaction prolongée du corps.

65. L'*intempérance* et la *débauche* ont moissonné plus d'hommes que la guerre, la peste et tous les fléaux de l'humanité.

66. Ainsi, quand la religion et la morale ne nous feraient pas une loi de la vertu, les châtiments attachés au vice devraient suffire pour nous en éloigner.

(1) Voir comme complément de cette section la troisième partie de l'ouvrage (hygiène des professions).

DEUXIÈME PARTIE.

ACCIDENTS.— PREMIERS SECOURS A DONNER AVANT L'ARRIVÉE DU MÉDECIN.

Nous nous proposons de faire connaître dans cette partie de notre ouvrage, les moyens de remédier aux accidents qui arrivent journellement ; d'écarter les dangers de toute sorte qui menacent notre vie ou celle de nos semblables, car ce sont des choses qu'il ne devrait être permis à personne d'ignorer , que notre devoir est de connaître, quand même notre propre intérêt ne nous le conseillerait pas. L'indifférence que l'on met à s'instruire sous ce rapport est coupable. — Sans doute, chacun a ici-bas sa mission à remplir , et nous ne prétendons pas qu'on doive prendre la place du médecin , plus éclairé que nous sur ce qu'il convient de faire ; mais il est des circonstances pressantes où le moindre retard peut occasionner la mort d'un homme. Il n'en est aucune où il n'y ait quelque chose à faire en attendant l'arrivée d'un homme de l'art. C'est un blessé, qui perd tout son sang : attendrez-vous pour arrêter cette hémorragie promptement mortelle, que le médecin qui habite peut-être à deux heures de là soit sur les lieux ? Votre ami se noie, vous le retirez de l'eau sans connaissance ; la vie est prête à s'éteindre, de prompts secours peuvent ranimer le moribond : mais l'homme de l'art est loin, que faut-il faire ? Ah ! dites, si dans de pareilles circonstances, votre ignorance ne vous péserait pas comme un remords !

Telles sont les considérations qui nous ont déterminé à rédiger les courtes instructions que renferme ce chapitre, dont chacun comprendra sans doute toute l'importance. Nous y traiterons successivement : des secours à donner aux personnes empoisonnées, — mordues ou infectées par des animaux enragés, malsains, venimeux ; — aux noyés, aux asphyxiés, aux brûlés, aux blessés. — Nous terminerons enfin par quelques réflexions sur les inhumations précipitées.

PREMIÈRE SECTION.

EMPOISONNEMENTS.

I. *Empoisonnement par les champignons.*

Il y a un grand nombre de champignons vénéneux ; et comme plusieurs d'entre eux ont une grande ressemblance avec les espèces que l'on peut manger sans inconvénient, il en résulte assez fréquemment des malheurs contre lesquels on ne saurait trop se prémunir.

D'abord, il faut se méfier des champignons qui laissent dans la bouche un goût désaagréable ou amer; de ceux qui ont une odeur fétide; qui sont remplis d'un suc blanc semblable à du lait; qui croissent dans les endroits humides; ont un aspect sale. N'employez jamais ceux qui changent de couleur, quand on les entame. Récoltez-les lorsqu'ils sont jeunes, compactes, secs et cassants. — On remarque qu'en général les champignons d'une couleur rouge de sang, ou d'un jaune citron, sont malfaisants.—Ne les croyez pas innocents, parce que vous y trouverez des vers, car bien des animaux se nourrissent de substances qui sont de dangereux poisons pour l'homme.

Ce n'est qu'après six, douze heures même, qu'arrivent le plus souvent les accidents chez les personnes empoisonnées par cette plante. — Quand on ressent les premières douleurs, qu'on se hâte d'appeler le médecin. — Cependant, s'il n'était pas sur les lieux, on pourrait faire avaler 10 à 15 centigrammes (2 à 3 grains) d'émétique, dissous dans deux verres d'eau. Si l'on n'avait pas d'émétique sous la main, on ferait boire une grande quantité d'eau tiède. Après l'action du vomitif, on donnerait des lavements d'eau salée.

II. *Méprise à laquelle expose la ressemblance de la ciguë avec le persil.*

La *ciguë des jardins*, violent poison, a tant de ressemblance avec le persil, qu'on peut, si l'on n'y prend garde, cueillir l'une de ces plantes pour l'autre. Toutes deux croissent dans les jardins potagers, ce qui rend la méprise plus facile. Vous distinguerez néanmoins, avec un peu d'attention, la plante vénéneuse à ses petites fleurs d'un beau blanc, tandis que celles du persil sont d'un jaune verdâtre; à sa tige, d'un vert bleuâtre, tacheté, tandis que celle du persil est d'un beau vert, ainsi que ses feuilles. Un caractère plus frappant encore, c'est l'odeur de ces plantes, froissées entre les doigts. Celle de la ciguë est désagréable. On connaît au contraire l'odeur aromatique du persil, qui n'a rien que d'agréable. — Si l'on était empoisonné par suite d'une méprise de ce genre, il faudrait administrer un vomitif et des lavements, et réclamer aussitôt les secours d'un médecin.

III. *De l'emploi du zinc et du cuivre dans l'économie domestique.*

Il n'y a personne qui ne sache combien il

est dangereux d'employer dans les cuisines des vases en cuivre. Il importe, par la même raison de veiller à ce que les casseroles de cuivre rouge ou *rosette* en usage dans la plupart des ménages, soient bien étamées, sinon lorsqu'on y mettra du vinaigre, de l'oseille, ou toute espèce d'acide, il s'y formera du vert-de-gris ; ce qui arrivera pareillement si l'on y laisse refroidir les aliments qui y ont été cuits, et surtout des corps gras. Ainsi, on a vu des personnes fort incommodées pour avoir mangé des cornichons ou de la salade assaisonnée avec du vinaigre contenu dans des vases de ce métal. — Il y a aussi une autre espèce de vert-de-gris qui résulte de l'action de l'air humide sur le cuivre.

Si l'on éprouve des coliques, des vomissements que l'on puisse rapporter à une semblable cause, il faut délayer une douzaine de blancs d'œufs dans deux litres d'eau, et en boire un verre chaque deux ou trois minutes. A défaut d'œufs, on boirait du lait, puis on prendrait des lavements.

Le *zinc*, utilement employé à faire des baignoires, etc., doit être proscrit comme ustensile de cuisine, car l'expérience prouve que les acides l'attaquent et le rendent vénéneux. — Les secours à donner en pareille circonstance sont les mêmes que dans le cas suivant.

IV. *Empoisonnement par l'arsenic.*

Il y a une poudre blanche semblable à du sucre, et qu'il est très-important de connaître, car elle est dans les mains de tout le monde. Cette poudre, c'est l'*arsenic blanc*, nommé vulgairement *mort aux rats*. Voici les caractères à l'aide desquels vous le reconnaîtrez : il est plus pesant que toutes les poudres auxquelles il ressemble ; jetez-le sur des charbons ardents, il se répandra en vapeurs blanches d'odeur d'ail. — Il en arrivera de même pour l'*arsenic noir*, désigné vulgairement sous le nom de *poudre à tuer les mouches*.— Si vous vous trouvez dans le cas de secourir une personne empoisonnée par l'une ou par l'autre de ces substances, faites-lui boire de l'eau tiède en abondance, jusqu'à ce que l'estomac rempli vomisse le poison avec le liquide. Donnez ensuite des lavements, et pendant que vous administrez ces premiers secours, envoyez chercher un médecin en toute hâte.

V. *Empoisonnement par des préparations de plomb.*

Les vins sont quelquefois falsifiés dans les grandes villes avec des substances qui leur communiquent des qualités vénéneuses. Pour reconnaître ces altérations, il faut être chimiste exercé ; cependant si vous avez quelque raison pour croire qu'un vin contient de la litharge, par exemple (c'est la substance qui sert le plus fréquemmeut à cette coupable fraude),goûtez-le : s'il a une saveur douceâtre, si en versant quelques gouttes d'huile de vitriol (acide sulfurique), il se forme un trouble dans la liqueur , puis qu'un dépôt blanc se ramasse au fond, il est très-probable que ce vin contient une préparation de plomb ; abstenez-vous d'en boire.

Il est dangereux de boire de l'eau conservée dans des vases de *plomb* , surtout si c'est de l'eau de puits.

En général, il est bon de ne pas se servir d'ustensiles de ce métal dans les usages domestiques.

Si l'on ressentait des coliques , et qu'on eût quelques raisons de les croire dues à une circonstance de ce genre, on administrerait 30 grammes de plâtre ou de sel d'Epsom, délayés dans un litre d'eau ; on donnerait ensuite des lavements de même nature.

VI. *Empoisonnement par certains acides et par des alcalis.*

L'acide nitrique (*eau forte*) et l'acide sulfurique (*huile de vitriol*) qui sont d'un emploi très-fréquent dans les arts , donnent souvent lieu à des empoisonnements résultant de méprises ou d'intentions criminelles. Si l'on n'est secouru sur-le-champ , on périt en peu de temps dans les plus horribles douleurs. — Il faut, en pareille circonstance, faire dissoudre 15 grammes de savon dans un litre d'eau et faire boire chaque 4 à 5 minutes au malade un verre de cette dissolution. Il importe en effet que le poison soit rejeté avant qu'il n'ait eu le temps de brûler l'estomac. A défaut de savon, on peut délayer dans la même quantité d'eau, 30 grammes de craie, ou, mieux encore, de *magnésie calcinée*, terre blanche qu'on trouve chez tous les droguistes.

Si l'empoisonné n'avait pu être secouru sur-le-champ, ces secours ne seraient plus d'aucune efficacité : il faudrait alors lui faire boire en abondance de la tisane de guimauve ou de graine de lin, et administrer des lavements avec la même boisson.

La potasse caustique (*pierre à cautère*), la soude caustique (*lessive des savonniers*), l'alcali volatil, substances journellement entre les mains des ouvriers qui peuvent en ignorer les dangers, sont des poisons non moins violents que les acides. Mais ici, on n'obtiendrait rien avec le savon ou la craie. On mettrait dans un verre d'eau le jus d'un citron ou deux cuillerées de vinaigre, et l'on ferait boire un verre de ce liquide chaque trois ou quatre minutes.

Ici, comme ailleurs, j'indique les premiers secours à administrer en attendant qu'on en—

voie chercher le médecin , car il y a d'autres soins à donner au malade après de pareilles secousses : mais si l'on apportait le moindre retard, il ne serait peut-être plus temps.

DEUXIÈME SECTION.

ACCIDENTS CAUSÉS PAR DES ANIMAUX ENRAGÉS, VENIMEUX OU MALSAINS.

I. *Secours à donner aux personnes mordues par un animal enragé.*

C'est dans les étés brûlants et dans les hivers très-froids que se développe le plus souvent le fléau de la rage. Cette maladie peut apparaître spontanément chez les loups , les renards, les chats, les bœufs, les chevaux, les cochons, etc. ; mais c'est chez les chiens qu'elle est la plus fréquente. — Lorsqu'elle se déclare chez cet animal , il est d'abord triste et languissant pendant quelques jours : il se cache, il recherche l'obscurité ; il n'aboie plus, grogne sans cesse et refuse de boire et de manger. Bientôt il quitte la maison de son maître, il court de côté et d'autre, et semble parfois chanceler. Son poil est hérissé ; sa langue sort de sa gueule inondée de bave ; sa queue se recourbe entre ses jambes. Il a horreur de l'eau, et cherche à mordre tout le monde, son maître lui-même, enfin il succombe au bout de 24 à 48 heures dans les convulsions.—Son cadavre répand une odeur infecte ; il faut avoir soin de l'enterrer profondément. — Si l'on avait touché l'animal, on se laverait avec du chlorure de soude. Il faut laver de même les objets qui l'auront touché, et les lieux où on l'aura renfermé.

Souvent les personnes mordues n'éprouvent pas d'accès avant le vingtième ou le trentième jour ; mais il ne serait plus temps d'administrer des remèdes à cette époque. Il faut *aussitôt qu'on vient d'être mordu*, découvrir la plaie, en laisser couler le sang, la laver avec de l'eau ; appliquer sans hésitation un fer rougi à blanc (1) dans toute la profondeur de la plaie ; ou si elle est sinueuse, y introduire de préférence un caustique liquide comme le *beurre d'antimoine* que l'on trouve chez tous les pharmaciens. Mais surtout, avoir bien soin d'appliquer ce caustique, quel qu'il soit, *dans toute l'étendue de la blessure* ; car on n'aurait absolument rien fait pour sauver le malade si quelques-uns des points touchés

(1) Le fer dans cet état brûle plus promptement et avec moins de douleur qu'à une moindre chaleur.

par la bave de l'animal n'avaient pas été brûlés.

Quand on aura ainsi cautérisé la plaie, on la recouvrira seulement avec un linge enduit de cérat ou de beurre frais. — Une précaution qui n'est pas à négliger, c'est de laver au chlorure les vêtements traversés par la dent de l'animal, et qui ont dû être imprégnés de sa salive; liquide dans lequel semble exister le venin de la rage. Quand vous aurez porté ces premiers secours, qui ne sauraient être différés sans perdre toute leur efficacité, attendez avec tranquillité et confiance l'arrivée du médecin.

Les animaux enragés périssent bien plus vîte que l'homme : il faut qu'ils soient séparés du bétail. On rasera les poils à l'endroit de la blessure que l'on traitera comme on vient de dire. Si c'est l'oreille ou la queue qui ont été mordues, on pourra retrancher ces parties, et l'on portera le fer rouge sur la plaie qui résulte de leur séparation.

Si je parlais ici de tous les remèdes secrets, de toutes les recettes merveilleuses qu'on a vantées comme des préservatifs certains de la rage, je trouverais bien matière à faire un gros volume : ce qui prouve assez l'insuffisance de ces moyens; car si l'on en avait trouvé un bon, on aurait été trop heureux de s'y tenir. Si j'en fais mention ici, c'est pour que l'on sache ce qu'il faut en penser, et pour recommander instamment de ne pas repousser, par une timidité que l'on paierait bien cher, ou par une crédulité aveugle dans la vertu de certains remèdes, le seul préservatif reconnu jusqu'aujourd'hui comme assuré, je veux dire le feu ou les caustiques.

II. *Moyens de remédier aux accidents produits par des animaux venimeux ou malsains.*

La France jouissant d'un climat tempéré, nourrit fort peu d'animaux venimeux, qui semblent le partage des pays chauds. Il en est cependant dont la morsure ou la piqûre occasionnent des accidents assez sérieux pour réclamer de prompts secours. — De ce nombre, et en première ligne est la *vipère*. C'est un reptile d'une couleur grisâtre, avec deux rangées de taches brunes disposées en zig-zags le long du dos, et n'ayant pas dans nos climats plus de 65 centimètres de longueur. — Les habitants de la campagne la confondent facilement avec la *couleuvre*, mais celle-ci a le ventre marqué de taches jaunes et bleuâtres, tandis qu'il est garni dans la vipère d'écailles noirâtres. — Cette dernière fait à celui qui l'a foulée aux pieds, sans s'en apercevoir, une morsure dans laquelle elle verse un venin qui produit bientôt des accidents alarmants , si l'on n'y porte secours. — Ces secours sont différents selon la gravité du mal. S'il n'y a qu'un peu de gonflement à la partie atteinte, sans que la personne mordue se sente fortement incommodée, on se bornera à verser dans les bords de la petite plaie qu'on tiendra ouverte , deux ou trois gouttes d'alcali volatil (ammoniaque liquide). On recouvrira la blessure avec une compresse imbibée du même liquide, affaibli avec de l'eau ; on bassinera le membre avec de l'huile d'olive. Le malade sera placé dans un lit chaud , où on le fera suer, en lui donnant une tisane préparée avec une infusion de fleurs de sureau. — Si la blessure est grave , si le malade éprouve des défaillances , des vomissements , il faut , sans hésiter, brûler la plaie avec un fer rougi à blanc ; ou bien on fera un pinceau de charpie , qu'on trempera dans l'huile de vitriol (acide sulfurique), et on le passera à plusieurs reprises sur la plaie. Il est même bon de brûler un peu plus loin , on est plus sûr d'avoir détruit le venin.

Les piqûres des *abeilles*, des *guêpes* , des *frélons* surtout , occasionnent quelquefois du gonflement , beaucoup de douleur, de la fièvre. Il faut , en pareil cas , les enduire d'huile d'amandes douces , ou mieux encore, y instiller quelques gouttes d'ammoniaque (alcali volatil). Si l'aiguillon est resté dans la plaie, il faut chercher à l'en retirer avec la pointe d'une épingle ou avec des pinces fines, puis laver la plaie avec de l'eau. — Les piqûres de *cousins* ne causent, la plupart du temps, qu'une démangeaison incommode ; mais quand elles sont très-multipliées, elles produisent de l'enflure et même de la fièvre ; le traitement est alors celui que nous venons d'indiquer.

Les morsures *d'araignées*, animaux pour lesquels quelques personnes ont tant de dégoût et frayeur, ne sont pas dangereuses dans notre pays ; elles produisent quelquefois un peu de gonflement ou une tache livide : on se contentera de laver la place avec de l'eau vinaigrée ou mêlée d'un peu d'alcali volatil.

III. *Précautions à prendre avec les animaux atteints du charbon ou de la morve.*

1° Le *charbon*, maladie contagieuse bien connue dans les métairies, se développe dans les temps chauds et humides, chez les animaux surmenés ou mal nourris. Les bouchers, les tanneurs, les bergers, tous ceux qui tondent, manient la laine des animaux morts d'une maladie putride y sont exposés. — Dans certains cas, cette maladie commence par un

petit point rouge, assez semblable à une morsure de puce, et au centre duquel s'élève bientôt un bouton ou vésicule de la grosseur d'un
grain de millet, lequel est suivi de plusieurs
autres qui se développent autour, tandis que
la peau formant une espèce de bourrelet,
prend à cette place une couleur violette ou
brune, qui annonce la gangrène; à ces symptômes, vous reconnaîtrez l'espèce de charbon
qu'on appelle la *pustule maligne.*—Hâtez-vous
alors de réclamer les secours de l'art : il n'y a
pas un instant à perdre; bientôt vous verriez
les accidents les plus terribles se déclarer, si,
par un traitement énergique, on ne remédiait
promptement au mal.

D'autrefois, le charbon s'annonce par de
l'abattement, de la fièvre; puis on voit apparaître une tumeur dure, douloureuse, d'un
rouge vif, noire seulement au centre, et sur
laquelle se développent les petites vésicules
dont nous venons de parler. Il faut, comme
dans le cas précédent, recourir promptement
au médecin, sous peine de voir le mal empirer
promptement et emporter le malade, et en
attendant son arrivée, brûler la place avec
un fer rougi à blanc.

2° La *morve* et le *farcin.* Il est reconnu
aujourd'hui par tous les médecins que ces maladies peuvent se transmettre du cheval à
l'homme, soit à la suite de morsure, de plaies,

de défaut de propreté, soit en respirant le même air. Ainsi, les individus chargés du pansement des chevaux malades, les cochers, les charretiers couchant dans les écuries, y sont spécialement exposés. — Ces maladies, qui se terminent presque toujours d'une manière funeste, s'annoncent par de la fièvre, des douleurs dans les jointures, des ampoules, des abcès, des boutons, des engorgements dans les glandes, l'érysipèle de la face, l'enchifrènement et le jetage des narines. Ces symptômes très-graves réclament pressamment les secours de la médecine.—Quant aux précautions qui peuvent prévenir de semblables accidents, elles consistent (en ce qui concerne l'homme, et sans parler des soins que réclament les animaux et l'entretien de l'écurie) : 1° à ne pas coucher là où se trouvent des chevaux atteints de morve ou de farcin ; 2° à se laver les mains et le visage après chaque pansement ; 3° à garantir les jambes du contact de la litière par des chaussures convenables ; 4° à faire brûler immédiatement par un médecin, les plaies ou écorchures que l'on aurait pu contracter ; 5° à laver avec de l'eau mélangée de chlorure de soude les mains et les parties qui auront touché les dépouilles d'animaux morts de ces maladies.

3*

TROISIÈME SECTION.

ASPHYXIES.

I. *Secours à donner aux personnes asphyxiées par la vapeur du charbon.*

Cet accident est très-fréquent, et la mort en est un résultat trop commun. — Lorsqu'une personne qui se trouve dans un endroit où brûle du charbon, éprouve des douleurs de tête, de la difficulté à respirer, ou qu'elle tombe dans un abattement semblable à la mort, il faut d'abord la transporter au grand air, la débarrasser de ses vêtements, la coucher sur le dos ; puis on lui fera des aspersions d'eau froide sur le visage ; on frottera les membres avec du vinaigre ; on placera sous le nez une allumette enflammée ou toute autre substance dont l'odeur est irritante. On chatouillera l'intérieur des narines avec une barbe de plume. On appliquera aux pieds des sinapismes (cataplasmes préparés avec la farine de moutarde), ou à son défaut, de l'ail pilé, qu'on ne laissera pas plus de dix minutes. Souvent une saignée est nécessaire, mais c'est ce dont le médecin seul peut juger.

Ces secours administrés promptement seront continués avec persévérance. Ce n'est parfois qu'au bout de quelques heures qu'on fait revenir les malades.

Les asphyxies auxquels sont sujets les ouvriers occupés dans les mines de charbon de terre, fours à chaux, cuves de raisin ou liquides qui fermentent, reconnaissent la même cause et demandent les mêmes secours. On se comportera de même dans les cas d'asphyxie par un air vicié, tel que celui des lieux où se trouvent renfermés beaucoup de personnes.

II. *Secours à donner aux personnes asphyxiées dans des fosses, égoûts, etc.*

Les moyens à employer sont les mêmes que ceux que nous venons d'indiquer : exposer l'individu asphyxié au grand air ; lui faire des aspersions avec de l'eau fraîche. S'il a avalé des liquides contenus dans la fosse, le faire vomir avec 10 centig. (2 grains) d'émétique dissous dans deux verres d'eau tiède.

III. *Secours à donner aux noyés.*

Beaucoup de gens croient que les noyés périssent par la trop grande quantité d'eau qu'ils avalent. Rien n'est plus faux ; car lorsqu'on ouvre le corps de personnes récemment noyées, on y trouve très-peu d'eau ; assurément trop peu pour causer la mort. On périt dans ce cas, parce qu'on ne peut respirer, l'air nécessaire à la vie n'entrant plus dans les poumons. Ainsi l'on se gardera bien de secouer fortement ou de pendre par les pieds le noyé, ce qui lui porterait le sang à la tête et le ferait périr d'apoplexie s'il devait échapper au premier accident. Il sera transporté sur un brancard, la tête relevée et découverte, le corps placé sur le côté droit. Il serait trop long de le dépouiller de ses vêtements mouillés, il faut les couper avec des ciseaux : on le couchera ensuite, toujours sur le côté droit, dans un lit peu élevé, bassiné, plus élevé à la tête qu'aux pieds.

On fera sortir de la bouche les glaires qui pourraient la remplir en y introduisant les doigts. On fera respirer quelque odeur forte, comme celle de l'alcali volatil ou des allumettes soufrées ; on chatouillera l'intérieur des narines et les lèvres avec une barbe de plume. Pendant ce temps une autre personne s'occupera de réchauffer le corps. Pour cela on appliquera à la plante des pieds, aux creux des aisselles, aux aînes, de la cendre chaude renfermée dans des sachets; des briques chauffées ; de la laine ; des vessies remplies d'eau chaude ; enfin ce qu'on trouvera de plus commode et de plus expéditif. Le corps sera frotté avec une brosse ou avec une flanelle imbibée d'eau-de-vie. Les lavements sont aussi d'un secours efficace; on pourra les donner avec 60 grammes (2 onces) de sel commun. Les lavements de tabac fort vantés sont dangereux; il est prudent d'y renoncer. On conseille aussi de presser sur la poitrine et sur le ventre alternativement pour imiter les mouvements de la respiration. Lorsque le noyé ne revient pas à la vie, on peut faire brûler sur le creux de l'estomac, sur les cuisses, les bras, de petits morceaux d'amadou, de coton, etc. Lorsqu'enfin revenu à lui-même, le malade sera en état de boire, et qu'il pourra le faire sans trop de difficulté, on lui administrera quelques cuillerées de vin chaud.

C'est dans l'emploi de ces secours que la persévérance est surtout nécessaire; ils ont été quelquefois employés plus de *dix heures* avant de pouvoir rappeler les noyés à la vie. Il y a une singulière erreur répandue dans le public et qui fait tous les jours encore bien des victimes: c'est qu'on ne doit pas toucher au corps d'un noyé ou d'un homme qui a succombé à une mort violente avant l'arrivée des agents de l'autorité... Une conduite aussi inhumaine ne peut être prescrite par aucune loi.

IV. *Secours à donner aux personnes asphyxiées par strangulation.*

Les personnes étranglées, suspendues par

une corde, périssent de même que les noyés ; le passage de l'air étant intercepté , elles ne peuvent plus respirer. Les secours à donner sont aussi les mêmes.—Le premier soin sera, bien entendu, de desserrer la corde ou de couper le nœud. La saignée est généralement utile dans ce cas ; mais le médecin seul peut en juger. — Disons à cet égard que c'est une erreur de croire qu'on ne puisse saigner, sous aucun prétexte, un individu qui a mangé depuis peu. Quand cette opération peut sauver la vie, il est évident qu'il ne faut jamais hésiter d'y recourir, s'agirait-il même d'un simple coup de sang.

V. *Secours à donner aux personnes asphyxiées par le froid.*

Lorsqu'un individu exposé à un froid rigoureux n'a pas assez de force pour réagir contre son action, qui tend à suspendre les fonctions de la vie, il tombe dans un engourdissement général qui le porte irrésistiblement à dormir ; et s'il ne s'agite violemment pour surmonter ce penchant , il s'endort bientôt d'un sommeil dont il ne se réveillera plus ; la mort lui succède en peu de temps.

Les personnes ainsi frappées d'une mort apparente, seront enveloppées dans une couverture, la tête découverte , et transportées dans un local où l'on pourra administrer les soins convenables. On croirait que la première indication à remplir en pareil cas serait d'approcher ce corps glacé d'un foyer ardent. Mais il faut bien s'en garder au contraire; car on verrait la gangrène se déclarer dans les parties exposées à la chaleur, et une mort prompte serait le résultat d'un pareil secours. Voici ceux que l'expérience et le raisonnement ont consacrés, et que les peuples du Nord, fréquemment exposés à ces sortes d'accidents, emploient avec le plus de succès: On débarrasse le corps de ses vêtements, on le frotte doucement avec de la neige, en se dirigeant du cœur vers les membres. Quelques minutes après, on remplace la neige par des linges trempés dans l'eau fraîche d'abord, puis dégourdie, puis enfin plus chaude.

Ce n'est qu'après ces premiers secours qu'on pourra approcher le corps d'un brasier dont on ménagera graduellement l'influence. On fera marcher de front les moyens applicables dans tous les cas d'asphyxie: je veux dire le chatouillement des narines, l'insufflation lente et douce de l'air à l'aide d'un soufflet, ou mieux encore de la bouche. Lorsque le corps a perdu sa raideur, que la chaleur commence à lui revenir, on le place dans un lit, on le frotte avec une brosse, on donne des lavements d'eau salée; on administre un bouillon, un peu de vin chaud ; mais ce n'est que quelques heures après que les aliments sont permis. Si un membre seulement a été gelé, on bornera la friction à la partie menacée de mortification.

Les personnes asphyxiées par *la foudre* seront exposées au grand air, et frottées un peu rudement. Pour le reste, on se comportera comme précédemment.

QUATRIÈME SECTION.

I. *Secours aux personnes brûlées, blessées, etc.*

Je parle ici des brûlures, parce que cet accident est souvent aggravé par des charlatans, qui y appliquent des remèdes irritants, lorsqu'il suffirait des soins les plus simples pour les guérir, et parce que la négligence pour soi-même, pour les enfants qu'on laisse jouer auprès du feu, l'usage des couvets renouvellent chaque jour des accidents de ce genre.

Lorsqu'on vient de se brûler, la première chose à faire, c'est de plonger la partie atteinte dans l'eau froide ; si la chose n'est pas possible, il faut du moins l'entourer avec des linges mouillés et fréquemment renouvelés. S'il se forme des cloches, on ne doit pas enlever l'épiderme, ce qui causerait de vives douleurs : on se contente de les percer, puis on recouvre la brûlure d'une compresse enduite et percée de petits trous pour l'écoulement de la suppuration. On peut employer aussi un mélange, à parties égales, d'huile et de blanc d'œuf, ou d'huile et d'eau de chaux. Le coton hâte la cicatrisation, mais c'est un moyen douloureux. On a recommandé aussi la gelée de groseilles, dont on forme une sorte de cataplasme autour de la partie brûlée. Mais si la brûlure couvre une partie du corps, ne vous en rapportez pas à votre seule assistance, car la vie est compromise et vous avez besoin des secours d'un médecin.

II. *Blessures.*

Lorsqu'une personne est blessée, il faut commencer par découvrir la plaie, couper les cheveux ras, si c'est à la tête ; laver avec de l'eau fraîche la partie malade, et en retirer avec précaution les débris de vêtements ou autres corps qui peuvent s'y trouver. Puis on se contentera, en attendant l'arrivée du médecin, de laisser sur la blessure des compresses mouillées, que l'on renouvellera quand elles s'échaufferont. — Que l'on se garde bien surtout d'y appliquer ces baumes, ces onguents, ces vulnéraires si vantés dans la médecine des bonnes femmes, et qui ne sont propres qu'à irriter les parties lésées et à empêcher la cicatrisation. Sachez, en effet, que chez un individu dont le sang n'est pas complètement vicié, une plaie tend toujours à se fermer par les seuls efforts de la nature, et qu'il suffit pour cela d'en tenir les bords rapprochés à l'aide d'un emplâtre agglutinatif ou *sparadrap*.

Hémorrhagie. Si le sang s'écoule avec abondance et qu'il en résulte du danger pour le blessé, il faut, en attendant l'arrivée du médecin qu'on aura été quérir au plus vite, tenir un ou plusieurs doigts fixés dans la plaie, sur le point où l'hémorrhagie paraît avoir lieu. On peut aussi y appliquer une compresse et un mouchoir serrés fortement, mais ce moyen est moins sûr. Si le sang est noir, et coule en bavant, c'est qu'il vient d'une veine : dans ce cas, il faut comprimer le membre *au-dessous* de la blessure. Si au contraire le sang est d'un rouge vermeil, et qu'il s'échappe en jets saccadés, c'est une artère qui est ouverte, ce qui est beaucoup plus grave, et il faut comprimer *au-dessus* de la plaie. Cette compression ne peut guère s'opérer, toutefois, que sur les membres. On se sert dans ce but d'un mouchoir que l'on tord à l'endroit du nœud, à l'aide d'un morceau de bois en forme de cheville, et qui fait l'office d'un tourniquet.

En cas de *syncope* ou de perte de connaissance, on étend le blessé horizontalement, la tête peu élevée, et on lui fait respirer du vinaigre, ou de l'alcali volatil.

III. *Chutes.*

Quand à la suite d'une chute ou de tout autre accident, on peut craindre qu'un individu ne se soit démis un membre ou fracturé un os, il faut le placer avec beaucoup de précaution et de douceur sur une civière recouverte d'un matelas, puis le porter sur un lit, en donnant au membre blessé la position la moins douloureuse, celle où les muscles sont dans le relâchement. Il importe, dans ces circonstances, d'appeler à la hâte un chirurgien, car le gonflement qui se déclare en très-peu de temps, à la suite de ces accidents, peut-être un obstacle sérieux au traitement.

Hernies. Les efforts violents qu'exige l'exercice de beaucoup de professions occasionnent des *hernies* (ruptures, descentes), qu'il faut avoir soin de maintenir constamment avec un bandage approprié, et convenablement appliqué. L'omission de cette précaution peut avoir pour résultat l'*étran-*

glement de la hernie, accident très-doulou-
reux, et tellement redoutable qu'il peut
enlever un homme en vingt-quatre heures,
s'il n'est secouru à temps par un médecin.

IV. *Des inhumations précipitées.*

Je traite ici un sujet d'un intérêt général.
Quel est l'homme qui peut penser, sans fré-
mir, que les plus chers objets de son affection,
que lui-même, victimes de la négligence et
d'une précipitation coupable, peuvent descendre vivants au tombeau ? Qui ne sait que
des personnes crues mortes sont revenues à
la vie lorsqu'on allait les ensevelir, ou qu'elles
étaient déjà dans le linceul ? Combien ne
sont mortes que pour avoir été enterrées trop
précipitamment !

Vous allez facilement juger pourquoi de
telles catastrophes se sont aussi souvent re-
nouvelées. On croit qu'un individu est mort,
si l'on ne sent plus les battements du cœur
et du pouls, s'il est froid, raide... Eh ! bien,
il est certain qu'on peut vivre plusieurs heures
sans qu'il soit possible d'apprécier le moindre
battement dans le pouls. On croit que la
raideur est toujours un signe de mort : elle
en est un, j'en conviens, mais on peut citer
mille cas où elle existe chez des individus
qu'on peut encore rappeler à la vie ; par
exemple, chez les personnes gelées, dans cer-

faines convulsions, etc. Il n'est pas plus certain qu'on est mort , parce qu'on est froid, qu'il ne l'est qu'on est vivant parce qu'on est encore chaud ; car les noyés sont froids et certains asphyxiés sont chauds assez long-temps après leur mort. On place un miroir devant la bouche ; s'il n'est pas terni , on en conclut que l'individu n'existe plus? Mais ce n'est pas là un signe plus certain que les autres.

Quel est donc le moins équivoque? La putréfaction. Mais la salubrité publique ne peut toujours permettre qu'on attende ce moment pour enterrer les morts. D'un autre côté, un médecin peut seul décider s'il y a réellement putréfaction ; car des taches violettes , la mauvaise odeur qu'exhale le corps, peuvent en imposer à cet égard.

On ne peut donc s'assurer si un homme est mort véritablement? Si la plupart des signes que nous venons d'énumérer , l'absence du pouls , et surtout celle *des battements du cœur*, la raideur , etc., se trouvent réunis, on peut prononcer que la mort est réelle. Dans le cas où ils n'existeraient que de manière à laisser des doutes dans l'esprit, il faut concilier ce que la loi permet avec ce que la prudence, l'humanité et les liens qui nous attachent au mort nous commandent, et en référer à l'opinion d'un médecin.

4*

TROISIÈME PARTIE.

HYGIÈNE DES PROFESSIONS.

Si l'homme laborieux et prévoyant trouve dans l'exercice de sa profession les moyens de pourvoir à ses besoins, de soutenir et d'élever honorablement sa famille, c'est quelquefois, par malheur, au détriment de sa santé. Parmi les nombreuses carrières qui s'offrent à l'activité humaine, il n'en est guère, en effet, même parmi les plus enviées, dont l'exercice ne soit susceptible de nous nuire dans un temps plus ou moins long, surtout si nous négligeons, en nous y livrant, les soins que nous prescrit l'hygiène. Mais puisque c'est là une nécessité attachée à la nature humaine et à notre condition d'hommes civilisés, puisque le travail est la seule voie honorable ouverte devant nous, et que d'ailleurs, en supposant que nous puissions passer notre vie à ne rien faire, le fléau de l'oisiveté engendrerait, en s'étendant sur la société, la misère et la ruine universelles, cherchons du moins à nous soustraire, autant que cela est possible, à l'influence nuisible que peut avoir sur notre santé la profession que nous avons embrassée. C'est dans ce but que j'ai rassemblé dans ce chapitre quelques conseils dictés par un ardent désir d'être utile aux travailleurs honnêtes , dont l'imprévoyance n'aggrave que trop souvent le malheur.

De toutes les conditions sociales , la plus fâcheuse, sans contredit , au point de vue de la santé , c'est celle de l'ouvrier qui travaille en fabrique. Combien le laboureur est mieux partagé ! Ne respirant que l'air pur de la campagne, exerçant ses forces en plein champ, sans être astreint à rester courbé toute la journée sur un métier, à vivre dans l'air vicié de l'atelier, il acquiert, par ses rudes labeurs, la santé que les autres sont exposés à perdre dans leurs travaux insalubres. Pourquoi ces vérités ne sont—elles pas , hélas ! mieux comprises des enfants du peuple ? On ne les verrait pas en vue d'un gain illusoire , aussitôt dévoré qu'amassé, délaisser le village pour ces grandes villes, où une population déjà pressée trouve à peine le moyen de subvenir aux premières nécessités de la vie.

Il n'est que trop vrai : l'encombrement des ateliers , leur humidité, le défaut d'air, et dans un grand nombre de cas , les effets nuisibles des matières employées , sont , avec le défaut d'exercice, autant de circonstances funestes à la santé des ouvriers de nos fabriques ; ajoutez à cela la cherté de la vie e l'insalubrité des logements qu'ils occupent dans les grands centres de population. Aussi, faisons-nous des vœux pour voir l'administration municipale de nos grandes cités manufacturières s'occuper, à l'exemple de Paris, de Lille, etc., des moyens d'élever pour les ouvriers pauvres, chargés d'une nombreuse famille, de vastes constructions où ils seraient logés, chauffés, éclairés, et même nourris à frais communs, et partant avec une notable économie. Et pourquoi, à défaut de l'autorité, dont le concours d'ailleurs ne leur manquerait pas, nos ouvriers ne prendraient-ils pas l'initiative de ces améliorations pour la mise en pratique desquelles il suffirait de s'entendre, la spéculation privée elle-même ne pouvant manquer de venir en aide à des établissements qui, institués sur une grande échelle, seraient plutôt une source de bénéfices que de pertes pour ceux qui les exploiteraient convenablement ?

En ce qui concerne l'insalubrité des ateliers, et les inconvénients qui résultent de la mise en œuvre des matières employées, qui ne sait que tous les efforts de la science tendent, depuis cinquante ans, à améliorer sous ce rapport la condition des travailleurs ? Quel est l'homme un peu versé dans nos procédés de fabrication qui ne pourrait citer de nombreux perfectionnements en ce genre, et qui ne conserve avec reconnaissance le souvenir des savants philantropes à l'ingénieuse humanité desquels on les doit? Ne nous en prenons donc pas aux hommes de ce qui est dans la nature des choses ; et pour ce qui est des améliorations réalisables dans l'atelier, reposons-nous, malgré les sentiments de défiance qui existent trop souvent par malheur entre l'ouvrier et le patron, sur la sollicitude de celui-ci, dont l'intérêt véritable est de n'avoir dans son usine que des ouvriers valides et bien portants ; car ce sont les seuls qui puissent lui faire une bonne besogne.

Mais ce n'est pas tout : à côté des conditions immuables de la loi du travail et des inconvénients inhérents à chaque professsion, il en est beaucoup d'autres qui naissent uniquement de notre imprévoyance, de notre négligence dans les soins de notre conservation, des excès mêmes auxquels nous nous livrons, sans aucun souci de l'avenir : c'est sur ceux-là que je veux principalement attirer l'attention de mes lecteurs, puisque sous ce rapport au moins les chances de bonheur ou de malheur qui leur sont réservées ici-bas, sont entièrement entre leurs mains.

Si j'avais à rechercher ici les causes de la misère des classes laborieuses, il ne me serait pas difficile de prouver qu'à l'exception de celle qui naît d'un chômage prolongé, d'une nombreuse famille, de longues maladies, ou de la cherté accidentelle des denrées de première nécessité, il n'en est pas de plus commune que l'abus des boissons énivrantes. Ce n'est pas dans un ouvrage d'hygiène qu'il m'appartient non plus de retracer ici le triste tableau des malheurs qu'entraîne pour la famille, pour la société tout entière, la fatale habitude de l'ivrognerie et de la fréquentation des cabarets ; mais si je ne puis ici en traiter en moraliste, j'ai du moins le droit d'en parler comme médecin. Ce n'est point seulement, en effet, le soin de ses affaires, le sort de sa femme et de ses enfants que néglige l'homme livré à cette funeste passion, c'est lui-même, c'est sa propre santé, c'est le soin de sa propre conservation qu'il oublie totalement. Il n'est point effectivement de vice qui porte une atteinte plus profonde aux sources de la vie. L'hydropisie, les irritatious d'entrailles, les tremblements musculaires, la démence, l'apoplexie en sont, tôt ou tard, et à quelques rares exceptions près, la conséquence inexorable. On conserve à Londres et à Paris une liste des personnes mortes subitement par excès de boissons ; leur nombre est bien capable d'effrayer ceux que n'aurait pas déjà retenu la crainte de tomber dans cet état dégradant où l'homme ne diffère guère des animaux qu'il méprise le plus !

Je ne veux pas abandonner ce sujet sans chercher à prémunir les travailleurs contre l'opinion beaucoup trop favorable qu'ils se forment des boissons spiritueuses, comme réparatrices des forces. De la vigueur momentanée et du sentiment passager de bien-être qui résulte de l'usage des boissons alcooliques on conclut généralement qu'il n'est pas pour l'homme livré à de rudes travaux de moyen plus propre à le fortifier, à lui donner des forces. Mais pour qu'il en fût ainsi, il faudrait premièrement que ces boissons fussent de bonne qualité ; en second lieu, qu'on n'en fît qu'un usage modéré et bien entendu. Or, ces deux circonstances sont généralement l'inverse de ce que nous voyons tous les jours. Quoi de moins salubre, par exemple, que ces vins frelatés ou acides, que ces eaux-de-vie communes dont s'abreuvent la moitié de nos ouvriers ? L'eau l'emporte incontestablement en qualités hygiéniques sur ces détestables boissons aussi peu réparatrices que désorganisatrices des organes digestifs. — Maintenant la seconde condition que nous posions tout-à-l'heure pour que les boissons spiritueuses fussent d'une utilité réelle aux travailleurs, est-elle mieux remplie ? Hélas ! non ; car la plupart des ouvriers, au lieu de boire un verre de vin avant d'aller au travail, préfèrent par malheur consommer en un seul jour au cabaret le produit de plusieurs jours de travail, sauf à boire de l'eau pendant le reste de la semaine. Or, qui ne comprend combien ces excitations immodérées, alternant avec la privation totale des spiritueux doivent user promptement l'organisation?

En ce qui concerne la privation des spiritueux, que l'on se persuade bien qu'elle serait loin d'avoir sur la santé le résultat fâcheux qu'on lui suppose. Je n'en voudrais d'autres preuves que les *Sociétés de tempérance*, qui ne se recrutent guère que des hommes rangés et des meilleurs travailleurs ; et les pays où , par l'impossibilité de cultiver la vigne, le vin n'est plus d'un usage habituel. Ne voit-on pas des hommes très-robustes, et qui, de toute leur vie, n'ont jamais bu que de l'eau? Les montagnards , qui sont généralement très-vigoureux, ne boivent pas de vin. Nous n'entendons pas pour cela prêcher l'abstinence absolue des boissons spiritueuses : nous indiquons même, dans la suite de ce chapitre, les circonstances et les professions dans lesquelles elles sont plus particulièrement utiles, ne serait-ce que comme allégement à une condition souvent pénible. Mais un principe d'hygiène que je voudrais inculquer profondément dans l'esprit de nos travailleurs, c'est que le *régime animal* est le réparateur des forces par excellence ; et que si parconséquent, l'ouvrier des champs ou celui desvilles, consacrait à acheter quelque peu de bonne viande de boucherie, une partie de l'argent qu'il dissipe en boissons, il serait plus vigoureux, plus dispos, plus capable de suffire, sans y laisser ses forces et sa santé, aux labeurs continus de sa condition (1). Quant au cidre et à la bière, ce sont des liqueurs légèrement nutritives, peu excitantes, et qui ne sont guère que de pur agrément, quand elles ne sont pas prises immodérément.

Après l'abus des boissons énivrantes, une des causes les plus générales d'insalubrité dans le ménage de l'ouvrier, c'est le défaut de propreté sur sa personne, et dans les objets qui servent à ses besoins ou à son industrie. On comprend, que pour ceux qui, comme les teinturiers, manient des substances vénéneuses, ou qui sont exposés à en recevoir les émanations, des soins de ce genre sont d'une indispensable nécessité. Outre des lotions journalières et réitérées des mains, du visage, l'entretien des cheveux, le lavage fréquent du

(1) C'est là ce qui fait la supériorité de l'ouvrier Anglais, Belge, etc., sur l'ouvrier Français, dans les travaux de terrassements, etc. C'est à ce point, qu'un entrepreneur des fortifications de Quellern, en face de Brest, trouvait de l'avantage, m'a dit le capitaine du génie H***, à nourrir ses ouvriers de viande et de soupe grasse tous les jours, à ses frais, en sus de leur prix de journée.

linge en contact avec la peau , nous recommandons encore l'aération des vêtements qui ont servi à l'atelier ; celui des couchages ; le bon entretien des ustensiles servant à préparer la nourriture ; celui des meubles , du plancher, où l'on voit trop souvent s'accumuler des débris de toute sorte, et les restes de la boue fétide qu'on a rapportée de la rue. Nous conseillons surtout les bains , qu'il est facile de prendre à la rivière en été, et à peu de frais en hiver, à des intervalles plus éloignés. — Quant à ces derniers, nous souhaitons de voir l'administration municipale de nos cités, pénétrée de la nécessité de veiller, dans l'intérêt de tous, à la santé publique, ouvrir dans chaque localité, comme cela s'est déjà fait à Rouen, à Lille etc. , l'accès des bains chauds et des lavoirs publics aux plus pauvres , et se persuader que des sacrifices de ce genre profitent à toutes les classes de la société, qui n'a pas de plus lourde charge à supporter que celle des infirmes dans le besoin. — Mais en attendant que ces bonnes mesures se réalisent (1), et que l'hygiène pu-

(1) J'ai vu avec satisfaction, depuis que ceci est écrit, le ministre de l'agriculture et du commerce fixer l'attention des représentants sur ce point important, et la promulgation de la *loi sur les logements insalubres* qui doit avoir par la suite l'influence la plus heureuse sur la santé des ouvriers.

blique occupe parmi nous le rang important qui lui appartient, il ne serait pas très-difficile aux ouvriers de nos grandes usines d'obtenir, en s'entendant entre eux pour organiser un abonnement collectif, des bains à un prix très-réduit. Pour ce qui est des autres soins, nulle position n'est de nature à y mettre obstacle, car l'eau coule pour tout le monde : et loin que ces soins soient pour les classes laborieuses une source de dépenses improductives, nous pensons que le défaut de propreté et le désordre qui s'y rattache, leur seraient beaucoup plus onéreux. Nous sommes appelés tous les jours à visiter l'ouvrier dans son modeste réduit, et nous pouvons assurer, qu'il n'y a un peu d'aisance et de bien-être, que dans les ménages où règnent l'ordre et la propreté.

C'est dans le même esprit de prévoyance, que je voudrais voir annexer à nos écoles primaires, comme cela se fait à Lunéville, un cours de gymnastique, où l'enfant du peuple, souvent emprisonné dans l'atelier dès l'époque de la plus grande croissance, trouverait le moyen de se fortifier et d'acquérir la vigueur qui lui manque trop souvent, en sautant, en courant, en grimpant, en gravissant des escarpements, etc. L'exercice musculaire est, en effet, une des conditions les plus nécessaires à notre développement physique. C'est au défaut d'exercice non moins qu'à la privation d'un air pur et fréquemment renouvelé qu'est dû, en grande partie, l'étiolement de la population ouvrière dans les grandes villes. Je ne saurais donc trop recommander aux jeunes ouvriers la fréquentation du gymnase ; aux pères de famille, une promenade journalière, à l'heure où l'atelier est fermé ; pour les jours fériés, des jeux en plein air, et qui exigent beaucoup de mouvements, de préférence aux cartes et à l'atmosphère empoisonnée du cabaret.

Tels sont les conseils généraux que nous avons jugé le plus utile d'adresser à nos différentes classes d'ouvriers. On voit qu'ils s'appliquent à peu près à tous les genres d'industrie, et l'on comprendra facilement, sans qu'il soit nécessaire d'entrer dans de longs détails à cet égard, l'application qu'on peut en faire à chaque profession industrielle, et en particulier à celles qui sont le plus répandues dans nos départements industriels, aux filateurs, aux tisseurs, aux blanchisseurs, aux teinturiers. — Ces derniers doivent rester, le moins qu'il leur est possible, penchés au-dessus des cuves ou des chaudières d'où s'échappent des vapeurs irritantes.—Ils sont comme les peintres, les potiers, etc., exposés, quand ils font usage de certaines couleurs, et notamment des sels de plomb, à contracter la *colique des peintres*, et ses suites souvent funestes. C'est pour eux surtout que se fait sentir la nécessité de se laver fréquemment les mains, d'aérer ses vêtements, de prendre des bains, d'observer, en un mot, la plus grande propreté, avec la précaution d'éviter la constipation, et de tenir, quand la circonstance le demande, le ventre libre, au moyen de lavements. — Les tisseurs, les foulons, les blanchisseurs, ont surtout à craindre les effets de l'humidité, contre lesquels ils chercheront à se préserver, en portant de la laine sur la peau, en faisant de l'exercice, en buvant un peu de bon vin, en se frictionnant de temps en temps la peau avec une flanelle sèche ou avec une brosse douce ; ils feront en sorte de ne pas entrer dans l'atelier étant en sueur.

Quant aux inconvénients qui résultent pour les filateurs de coton, pour les tondeurs de drap, les cardeurs de laine, etc., des particules qui s'échappent de ces différentes substances, et qu'ils sont exposés à respirer, on ne peut guère y obvier que par l'aérage bien entendu des ateliers. On a conseillé aux ouvriers, qui auraient plus particulièrement ces inconvénients à redouter, de se couvrir la bouche et les narines d'une éponge mouillée, d'une gaze ployée en plusieurs doubles. — Ceux qui travaillent en plein air, comme les tailleurs de pierre, doivent tourner le dos au vent.

L'hygiène des populations agricoles diffère, à quelques égards, de celle de la classe industrielle. Ce n'est pas l'air qui manque au cultivateur, ce n'est pas le défaut d'exercice; ses maladies ne proviennent guère, au contraire, que de l'excès du travail et des variations brusques de température auquel il est soumis. — Lorsque l'on travaille dans les champs pendant l'été, il ne faut pas rester tête nue: ce serait s'exposer à contracter un un érysipèle ou une fièvre de tête. Une coiffure de couleur claire, à larges bords et légère, comme la paille, est ce qui convient le mieux. La prudence commande aussi qu'on suspende les travaux dans le moment le plus chaud de la journée.—Boire de l'eau bien froide, coucher sur la terre humide lorsqu'on est en sueur, c'est s'exposer à contracter des maladies très-graves; il faut attendre, en pareil cas, que l'on n'ait plus aussi chaud, et mêler à l'eau un peu de vin, ou quelques gouttes d'eau-de-vie. — On ne doit pas non plus jeter habit bas tant que l'on transpire, surtout si l'on entre dans des chambres humides et froides; car les habitants de la campagne ne comprennent pas l'importance qu'il y a à aérer en toute saison le logement qu'ils habitent, et il leur arrive souvent d'être saisis, en rentrant chez eux, par la température de leur maison, beaucoup plus fraîche que celle du dehors. — Il y aurait aussi beaucoup à dire sur la construction vicieuse de ces maisons, dont les croisées sont ordinairement étroites, en petit nombre, mal closes, mal exposées, les cheminées trop vastes, et donnant accès, en hiver, à un courant d'air glacial; de même qu'on ne saurait trop blâmer l'usage où l'on est, dans la plupart des villages, de conserver autour des habitations des flaques d'eau croupie, sans écoulement, et d'où s'élèvent des émanations putrides de nature à engendrer la fièvre typhoïde, etc. — Nous réservons pour le chapitre suivant les autres conseils que nous avons à donner aux habitants de la campagne, en ce qui concerne les erreurs et les préjugés dont ils sont trop souvent les victimes, soit dans l'état de santé, soit dans l'état de maladie. — Il ne me resterait plus, pour terminer cette partie, qu'à adresser quelques recommandations particulières à certaines professions exercées dans diverses contrées de la France, mais ce serait tomber dans des redites inutiles et fatigantes; les préceptes généraux que nous avons donnés en tête de ce chapitre et dans les autres parties de l'ouvrage, remplissant complètement ce but. — Ainsi les pêcheurs, les tanneurs, les chamoiseurs, les boyaudiers sont surtout exposés à contracter des maladies résultant de l'humidité à laquelle ils sont soumis, et dont nous avons déjà parlé précédemment à l'occasion des blanchisseurs. Ils sont de plus exposés, de même que les éleveurs, à contracter le charbon, la pustule maligne, et ont à prendre, sous ce rapport, des précautions particulières qui sont indiquées au chapitre *des accidents.* — Les professions qui exigent des efforts violents, comme celle du portefaix, exposent à contracter des hernies, accident au sujet duquel nous avons fait précédemment quelques recommandations. — Les professions qui obligent, comme celles de charpentier, de terrassier, de forgeron, etc., à travailler constamment debout, occasionnent souvent des *varices,* c'est-à-dire, le gonflement des veines des jambes, qui finissent quelquefois par se rompre, et par déterminer soit des hémorrhagies, soit des ulcères très-difficiles à guérir. Les personnes affligées de cette infirmité doivent, pour éviter ce danger, porter des bas de coutil ou de peau de chien lacés autour du membre malade, et le comprimant bien exactement. — Les forgerons, les fondeurs, les boulangers, etc., ont surtout à se précautionner contre le danger des transpirations supprimées et le passage brusque d'une température à une autre.

Les ouvriers employés aux vidanges des fosses d'aisances sont exposés à *la mitte, au plomb*, gaz méphitiques qui se dégagent de ces lieux. Pour prévenir l'asphyxie qui en résulterait, il faut ouvrir la fosse douze heures au moins avant de travailler; ne pas approcher de l'ouverture une lumière qui pourrait enflammer les gaz et donner lieu à une explosion. On remuera les matières avec une longue perche en ayant soin de détourner la tête, et avant de descendre dans la fosse, on s'assurera qu'une chandelle allumée ne s'y éteint à aucune profondeur.

Il faut prendre les mêmes précautions quand on descend dans une carrière abandonnée, dans un puits, surtout s'il est fermé depuis long-temps et profond. On plonge une lanterne allumée jusqu'à la surface de l'eau : si elle s'éteint, on ne descend qu'après avoir renouvelé l'air de ce puits au moyen d'un ventilateur. — Mêmes précautions à prendre pour le curage des égoûts. — Il ne faut pas non plus exhumer des corps morts sans des précautions particulières ; on a vu des fossoyeurs tomber asphyxiés en remuant des cadavres putréfiés. Une précaution indispensable en pareil cas est de se munir d'une grande quantité de chlorure de soude pour les en asperger. — On connaît aussi les dangers auxquels sont exposés les mineurs ; mais toutes les précautions sont prises dans les exploitations de ce genre pour prévenir les explosions, et pour renouveler l'air des mines.

Les vapeurs mercurielles auxquelles sont exposés les doreurs, les miroitiers, etc., leur occasionnent le *tremblement mercuriel*, et plusieurs autres maladies graves, contre lesquelles on ne peut se prémunir qu'au moyen d'un courant d'air établi dans l'atelier à l'aide d'un fourneau comme celui qu'a inventé Darcet. Cela ne dispense pas d'ailleurs les ouvriers de certaines précautions bien simples, telles que celle de se rincer la bouche, de se laver les mains, la figure, et de changer de vêtements quand ils quittent le travail.

Les fabricants de cidre, de bière, et autres boissons alcooliques, les hommes employés à fouler le raisin, peuvent êtres asphyxiés par les vapeurs qui s'élèvent des cuves en fermentation. Nous indiquons au chapitre des asphyxies les secours à leur donner en pareil cas. Il faut prévenir cet accident en prenant l'air au dehors à de fréquents intervalles; en ménageant des courants dans les celliers; en ne construisant pas les cuves trop hautes, et en évitant de rester trop long-temps penché au-dessus d'elles.

Les confiseurs, les cuisiniers exposés aux vapeurs du charbon, les ouvriers qui préparent le chanvre roui pour le livrer aux tisserands, les distillateurs qui respirent les vapeurs alcooliques, les fabricants de chandelles exposés aux vapeurs âcres qui se dégagent du suif quand on le fait fondre, les préparateurs de tabac, les tailleurs de pierre, les vanneurs, etc., en un mot toutes les personnes qui sont dans le cas de respirer un air chargé de poussières ou d'émanations nuisibles, ont les mêmes précautions à prendre, et doivent éviter de travailler dans des lieux étroits, renfermés, où l'air ne se renouvelle pas.

Voilà ce que nous avons jugé de plus important à dire sur l'hygiène des diverses professions. S'il en est dont nous n'avons pas jugé à propos de parler, c'est parce qu'il est facile de leur faire l'application des conseils que nous avons adressés aux travailleurs dans les différentes parties de cet ouvrage.

QUATRIÈME PARTIE.

ERREURS ET PRÉJUGÉS CONCERNANT LA SANTÉ.

Hygiène des malades.

Il ne suffit pas de savoir se garantir de la maladie par une vie tempérante et bien ordonnée, il faut encore, quand le mal est venu, savoir ce qu'il est le plus à propos de faire pour le guérir.

La médecine est le plus difficile de tous les arts ; elle exige qu'on unisse au savoir le plus étendu, l'expérience la plus consommée et la probité la plus scrupuleuse. C'est donc faire preuve de bien peu de jugement, que d'aller demander au premier venu, à de misérables empiriques, sans titres et sans talents, le rétablissement de sa santé. Si l'homme de bon sens les méprise et les fuit, que de gens en sont les dupes ! Un individu assez bien élevé s'était mis, faute de ressources, à débiter des drogues sur les places publiques. Comme un médecin de ses amis, affligé de le voir exercer un métier aussi vil, le pressait de l'abandonner. « Combien pensez-vous qu'il passe d'hommes par jour dans cette rue, lui dit l'empirique ? Dix mille, lui répond le docteur. — A quelle quantité estimez-vous le nombre de ceux qui jouissent d'un sens droit et d'un jugement sûr ? — Cinq cents ? — La proportion est évidemment trop forte. —Cent ? —Le nombre est encore exagéré...» Bref, ils convinrent d'un commun accord qu'en les évaluant à dix, ils ne s'éloigneraient pas beaucoup de la vérité.— « Laissez-moi, dit alors le charlatan, lever sur les neuf mille neuf cent quatre-vingt-dix autres le tribut qu'ils me doivent ; je ne m'oppose point à ce que les dix premiers vous accordent une confiance certainement bien méritée. »

Que l'on se persuade bien, en effet, qu'il n'est pas un fripon de cette espèce qui ne sache parfaitement à quoi s'en tenir sur la prétendue efficacité des drogues qu'il débite, et qui ne se divertisse bien par devers lui de la confiance qu'on lui accorde. Mais, par malheur, calculer sur la crédulité du public, c'est spéculer à coup sûr. Tenez cependant pour certain, que tous ces prétendus *secrets* sont parfaitement connus des médecins, qu'ils ont été examinés par les Académies de médecine, et que l'homme qui prétend posséder une recette contre la plupart des maladies, est un imposteur ; car on ferait plutôt aller un habit sur toutes les tailles, qu'on ne trouverait un remède qui convienne à tous nos maux. Souvent même celui qui guérit l'une, peut être un poison pour une autre. Quant aux amulettes et autres pratiques superstitieuses auxquelles ont recours quelques bonnes âmes, elles n'ont jamais guéri personne, et souvent elles ont mis obstacle à la guérison, en empêchant d'employer à temps les remèdes de nature à dissiper le mal; car il est trop tard pour apporter de l'eau, dit le proverbe, quand déjà la maison est en feu.

Que dirons-nous des *consulteurs d'urine?* Si nous voyons les médecins eux-mêmes ne se prononcer qu'avec réserve sur la nature d'une foule de maladies, comment s'imaginer qu'un rustre ignorant peut, à la seule vue de ce liquide, reconnaître la cause de nos souffrances? Interrogez les docteurs les plus expérimentés, ils vous diront que l'examen de l'urine ne peut fournir matière qu'à des suppositions très-vagues ou très-équivoques, lors même qu'on tiendrait compte, ce qu'aucun charlatan ne saurait faire, de la composition chimique de ce fluide, du tempérament, de l'âge, du sexe, etc. — Un d'eux avait établi un jour ses tréteaux dans un village où se trouvaient bon nombre de niais, empressés de recueillir ses oracles. Mais il s'y trouvait aussi pour son malheur un homme de bon sens, qui, moins crédule que les autres, voulut savoir à quoi s'en tenir sur la science du fameux Esculape. A cet effet, il lui présenta, mêlés dans une fiole, de l'urine de brebis et de cheval. Examen fait de la liqueur, notre savant déclara, avec un aplomb admirable, que c'était.... l'urine d'une femme grosse, menacée d'une maladie très-grave. — Un autre, plus adroit, se cachait derrière une cloison mince, d'où il écoutait ce que sa femme faisait dire, tout en feignant de s'apitoyer sur leurs maux, aux croyants qui venaient le consulter. Comme les malades ne tarissent guère sur ce chapitre, il n'était pas difficile à la commère de les faire parler, et à notre drôle, à l'affût, de tout entendre. Souvent, en effet, ces effrontés jongleurs ne marchent qu'environnés de compères qui questionnent insidieusement leurs pauvres dupes, et savent déjà tout ce qu'ils veulent savoir avant que la consultation ne soit faite.

C'est ordinairement par des manœuvres de ce genre que *les somnambules*, aujourd'hui à la mode, font quelquefois, *par hasard*, des réponses qui peuvent paraître avoir le sens commun, à travers une foule de choses qui en sont totalement dépourvues, ou qui par leur banalité, leur obscurité, se prêtent à toutes les explications qu'on veut leur donner, comme les réponses des anciens oracles, les prophéties de Nostradamus, ou des tireuses de cartes.

Un autre genre de charlatanisme qui n'obtient pas moins de faveur dans les campagnes, surtout, c'est celui des renoueurs ou rebouteurs. Ce sont des gens dépourvus de toute instruction, des femmes le plus souvent, et qui néanmoins prétendent traiter aussi bien ou même mieux que des chirurgiens instruits les maladies des articulations ou des os, telles que les entorses, les membres démis ou cassés. Cependant si ceux qui se confient imprudemment à ces empiriques réfléchissaient un peu, ils comprendraient certainement combien il y a de danger à laisser exercer des efforts, des tiraillements sur des organes déjà meurtris, par des individus qui ignorent complétement leur conformation. Aussi que de gens estropiés, et qui ne s'en vantent pas, parce qu'ils auraient honte d'avouer la confiance aveugle qu'ils avaient mise dans ces empiriques! Quant aux prétendus succès de ces charlatans, attendons pour y croire qu'ils soient attestés par des juges compétents en pareille matière. Jusque là, il est permis de penser — et tous les jours les médecins en acquièrent la preuve — que les prétendues fractures, les membres soi-disant démis qu'ils ont replacés, n'avaient pas changé de place.

Mais il est des gens dont les préjugés indéracinables ne céderont jamais au raisonnement; fermant les yeux à l'évidence, ils se posent encore en détracteurs de la vaccine, qui depuis trente ans étend ses bienfaits sur les deux hémisphères. La rougeole, la coqueluche, les accidents de la dentition peuvent avoir lieu à l'époque de la vaccine : une foule de dérangements tout-à-fait étrangers à cette opération peuvent attaquer la santé : on ne manque pas de l'attribuer au vaccin, comme s'il devait préserver de tous les maux ! Parfois le virus était altéré, l'opération mal faite, ou pratiquée trop tard et lorsque le germe de la petite vérole imprégnait nos organes ; celle-ci éclatait, et l'on publiait que des enfants vaccinés avaient eu la petite vérole.... Sans doute, on peut être atteint de cette maladie après avoir été vacciné, par la même raison qu'on peut avoir deux fois la petite vérole ; mais ce sont là de très-rares exceptions ; et quant à la petite vérole volante qu'on observe chez les personnes vaccinées, elle n'est accompagnée d'aucun danger. Est-ce là, je le demande, quelque chose de comparable aux suites désastreuses de cette affreuse maladie, qui enlevait autrefois en France, année commune, quatre-vingt mille individus, et qui, dans l'épidémie de 1798, fit mourir treize à quatorze mille personnes à Paris, tandis que le sort de ceux qui survivaient était souvent plus déplorable ?... Nous n'en citerons qu'un exemple : Un tondeur de draps de Sedan eut six enfants malades à la fois ; l'un d'eux resta borgne et les cinq autres aveugles !...

6*

Les préjugés qui infestent la médecine humaine s'étendent jusque sur l'éducation et les maladies des animaux. Qu'il me soit permis de présenter ici quelques réflexions qui ne paraîtront pas déplacées, je l'espère, dans une contrée où l'éducation du bétail a une importance très- grande. N'est-il pas honteux de voir dans un siècle où l'instruction répand partout ses bienfaits, des hommes assez ignorants ou assez superstitieux pour attribuer à des sortilèges, à des maléfices les maladies qui ravagent leurs bestiaux ! Il n'y a pas long-temps encore que les journaux amusaient leurs lecteurs d'une accusation que les habitants d'un certain village intentaient à une bonne femme qu'ils prétendaient jeter un sort sur ses voisins, de manière à ce que rien ne leur prospérait. Elle eut pu leur répondre comme ce cultivateur Romain, accusé par d'envieux ennemis d'employer des charmes pour faire d'abondantes récoltes, et qui, pour toute défense, présenta aux juges ses enfants endurcis dans le travail, sa charrue, ses instruments aratoires, en disant : « Voilà mes sortilèges. » On pourrait dire de même aux hommes qui se livrent à de telles croyances : La malpropreté de vos étables, la mauvaise qualité de vos fourrages, les travaux dont vous épuisez vos bêtes de somme, voilà ce qui jette sur vous un mauvais sort ! Par quels charmes ferez-vous prospérer vos troupeaux, en éloignerez-vous les maladies contagieuses ? en ne leur donnant pas des fourrages humides, en ne les logeant pas dans des endroits bas, mal aérés, en inclinant le sol des écuries de manière à ce que les urines s'écoulent et ne s'y putréfient pas, en lavant à grande eau l'étable, en crépissant les murs, en nettoyant fréquemment les auges et les crèches, en n'accablant pas les bêtes de somme sous le poids du travail. — Un animal tombe-t-il malade ? Les premiers soins à remplir, c'est de l'isoler des autres. — C'est dans ces circonstances qu'une aveugle crédulité est le plus souvent dupe d'un charlatanisme effronté. D'adroits escrocs parcourent les campagnes, prétendant guérir les animaux par des moyens merveilleux, et chose singulière, mais trop vraie ! ils obtiennent souvent plus de confiance que des vétérinaires expérimentés, sortis des écoles où le gouvernement leur donne une instruction solide et étendue...

Nous ne saurions finir ce chapitre sans dire quelques mots de *l'hygiène des malades*, car si l'observation des préceptes de cette science salutaire est utile à celui qui se porte le mieux, combien n'est-elle pas indispensable à l'homme qui souffre ! En temps ordinaire, une infraction à l'hygiène n'est souvent qu'une imprudence : pendant la maladie c'est un péril.

Si nous n'écoutions, quand nous sommes malades, que la voix de la nature, tout serait pour le mieux ; mais il n'en va pas ainsi. L'animal qui souffre s'arrête et refuse de manger : nous ne sommes pas si sages. Éprouvons-nous les symptômes précurseurs d'une maladie, au lieu de prendre immédiatement les précautions qui pourraient l'empêcher de se développer, nous continuons notre genre de vie, espérant toujours que la maladie ne viendra pas, ou que nous parviendrons *en nous secouant*, comme on dit vulgairement, à dompter le mal ; car on peut faire abus du travail lui-même, comme des plus mauvaises choses ; et c'est ainsi que les indispositions les plus légères deviennent des affections graves. Ou bien, au lieu de suivre la voix de l'instinct, nous n'écoutons que nos préjugés ; au lieu de consulter un médecin éclairé et probe, et de nous en tenir à ses avis, nous prenons conseil de toutes les commères du voisinage. La diète, des boissons adoucissantes et le repos suffiraient souvent pour enrayer le mal à son début, ou tout au moins pour permettre d'attendre l'arrivée du médecin, et nous l'exaspérons par des boissons échauffantes, comme le vin chaud, l'eau-de-vie brûlée, etc., ou par des remèdes ridicules et qui n'ont jamais guéri personne.

Il est beaucoup de précautions à prendre avec les malades ; nous allons en dire quelques mots, parce qu'en apparence d'une faible importance, elles ont cependant une influence plus grande qu'on ne l'imagine sur le rétablissement de l'être qui souffre.

Il faut, avant tout, qu'un malade puisse reposer tranquillement, loin de tout bruit. On doit donc éviter de parler trop haut devant lui et de se rassembler en grand nombre dans la chambre qu'il occupe, surtout si cette chambre est basse, et que l'air s'y renouvelle difficilement. Il faut éviter d'y faire trop de feu.

C'est, en effet, un préjugé funeste que de s'imaginer que l'air est contraire aux malades. Jamais, au contraire, il n'est plus indispensable de renouveler ce fluide, promptement corrompu par les émanations qui s'échappent du corps pendant la fièvre. On peut le faire même en hiver, en prenant les précautions nécessaires pour que le malade ne soit pas exposé à recevoir directement un courant d'air froid sur son lit. Mais, à cet égard, on tombe plutôt dans l'abus opposé. On entoure le lit de rideaux épais, à travers lesquels l'air ne circule pas ; on le couvre en toute saison de lourdes couvertures, d'épais duvets, sous lesquels le patient, en état de transpiration continuelle, perd bientôt toutes ses forces.

Si les moyens du malade le permettent, on changera fréquemment son linge et ses draps, après avoir pris toutefois l'avis du médecin. C'est une erreur ridicule de croire que le linge déjà sali, soit préférable ; mais il faut qu'il soit bien sec quand on l'emploie pour la première fois. On aérera les couchages autant qu'on le pourra. Règle générale : la propreté doit s'étendre à tous les objets à l'usage du malade.

S'il s'agit d'une maladie contagieuse, comme la petite vérole, la rougeole, la scarlatine, la fièvre typhoïde (dans quelques cas), on ne laissera entrer dans la chambre du malade que ses proches, ou les personnes dont il peut recevoir les soins. Celles-ci éviteront autant que possible de respirer l'air qui s'échappe du lit quand on le découvre.

S'il s'agit de désinfecter des objets imprégnés de matières contagieuses, on se servira d'une solution de chlorure de soude (liqueur de Labarraque), étendue à la dose d'une cuillerée dans dix fois autant d'eau. Ce même liquide sera, dans les mêmes circonstances, tenu en évaporation dans la chambre.

Un mot sur les soins moraux dont il faut entourer les malades. On ne comprend pas assez, dans les campagnes surtout, combien ces sortes de soins peuvent contribuer puissamment à leur rétablissement. Éloignons donc de l'être qui souffre tout ce qui pourrait l'irriter ou lui causer de la peine, ne lui parlons qu'avec douceur. Montrons-nous pleins d'espoir dans son prompt rétablissement, et gardons-nous surtout d'imiter ces êtres inhumains qui ne craignent pas de s'entretenir devant un pauvre moribond de sa fin prochaine.

C'est une erreur de croire que l'on passe immédiatement de la maladie à la santé, et que la fièvre, les souffrances une fois disparues, il n'y ait plus de précautions à prendre, et que l'on puisse retourner à ses travaux, reprendre son genre de vie. Il se passe ordinairement des semaines, des mois même, avant que l'équilibre ne soit complètement rétabli. Aussi, les convalescents doivent-ils bien se garder de s'exposer sans précautions au grand air ; ils se vêtiront chaudement, ne mangeront qu'avec modération, et ne travailleront que dans la mesure de leurs forces.

Nous ne terminerons pas ce chapitre sans signaler ici le danger des remèdes dits *de précaution*, vomitifs, purgatifs, etc., que bien des gens croient devoir s'administrer de leur chef ; — sans blâmer également la tendresse aveugle de ceux qui, sous prétexte de rendre des forces à un convalescent, l'excitent à manger outre mesure *et par raison*, comme ils disent, l'exposant ainsi à des rechûtes plus redoutables encore que la maladie première.

J'aurais encore bien des choses à dire sans doute sur le sujet auquel est consacré ce chapitre ; on écrirait de gros volumes sur les préjugés de cette sorte que l'on trouve répandus dans le monde. — Tous ils ont une source commune : *l'ignorance*. Travaillons donc avec ardeur à nous instruire, et nous verrons se dissiper, au soleil de la vérité, cette foule d'erreurs qui obscurcissent l'esprit de leurs ténèbres malfaisantes !

CINQUIÈME PARTIE.

CONSEILS

AUX INSTITUTEURS

SUR

l'Hygiène des Écoles.

Former l'homme à la pratique du bien, lui inculquer les principes éternels du juste, faire germer dans son cœur de bons et vertueux sentiments, lui enseigner les devoirs qu'il a à remplir comme citoyen, tels sont sans doute les premiers devoirs imposés à celui qui se dévoue à la noble tâche d'instruire ses semblables; mais si la santé de l'âme est l'objet le plus important qu'on puisse se proposer dans l'éducation, celle du corps mérite aussi d'appeler toute la sollicitude d'un maître éclairé. Nous en avons dit assez au commencement de cet ouvrage pour prouver cette assertion, et pour faire sentir de quel inestimable prix est la santé dans toutes les positions de la vie. Bornons-nous à ajouter, sous le point de vue moral, que le Créateur a établi, entre la partie spirituelle de notre être et sa partie matérielle, une union tellement étroite, que le développement de l'une est liée au développement de l'autre; et de même qu'un musicien ne saurait tirer des sons justes d'un instrument mal accordé, ainsi l'esprit languit et n'acquiert aucune vigueur quand nos organes exécutent mal leurs fonctions.

Quoique l'éducation domestique puisse seule assurer à l'enfant une constitution robuste, néanmoins l'instituteur a, dans cette tâche, une part qui a aussi son importance : il doit veiller à ce que le temps passé à l'école au profit de l'intelligence, ne le soit pas au détriment du corps.

Deux ordres de causes peuvent influer d'une manière funeste sur la santé des jeunes êtres qui lui sont confiés. Premièrement, un grand rassemblement d'individus dans un même local a toujours pour effet de vicier l'air qu'on y respire, et dont la pureté est si nécessaire à l'entretien de la santé. La malpropreté d'un grand nombre d'écoliers, l'insuffisance, par malheur trop fréquente, des salles où on les entasse, augmentent encore cette cause d'insalubrité, à laquelle on est d'ailleurs plus sensible dans l'enfance qu'à tout autre âge. Il faut donc renouveler fréquemment et en toute saison l'air de l'école, y établir, quand les enfants sont sortis, des courants qui emportent toutes les émanations malsaines.

Cette précaution si simple est une de celles auxquelles les instituteurs ne devraient jamais manquer. Il y aurait aussi beaucoup d'inconvénients à attendre, pour approprier les planchers, qu'ils se fussent imprégnés des ordures qu'on y apporte. Qu'on y fasse donc de fréquents lavages avec de la lessive de cendres. Il vaudrait mieux encore avoir des carreaux ou des briques, si l'on pouvait chauffer suffisamment la salle en hiver. — Enfin, il n'est pas jusqu'aux murs qu'il importe de tenir propres, beaucoup moins encore pour l'œil que pour la salubrité. Le moyen le plus salutaire, comme le plus économique, est de les blanchir à l'eau de chaux ; cette opération devrait se faire une fois l'an, aux vacances.

La fonte échauffée occasionne souvent des maux de tête ; il ne faut donc pas faire asseoir les enfants trop près des fourneaux. Une précaution bien connue et bonne à prendre, c'est de placer sur ces meubles une grande jatte d'eau, qui, en s'évaporant, diminue la sécheresse produite par le feu.

La malpropreté d'un grand nombre d'enfants est une cause bien affligeante d'insalubrité. La misère des parents est sans doute un obstacle à ce qu'on puisse la faire disparaître totalement ; néanmoins, il est des habitudes de propreté qu'il est permis de contracter dans toutes les positions ; et, par exemple, en ce qui le concerne, l'instituteur ne doit pas permettre que les enfants viennent à l'école avec les pieds ou les mains , la figure ou les cheveux malpropres. Il doit comprendre que la propreté est liée étroitement à la discipline, cette âme des bonnes études ; car l'enfant malpropre et en désordre sur lui porte le même désordre dans ses cahiers , la même malpropreté dans ses livres ; rarement on voit un bon écolier ne pas offrir sur sa personne l'ordre qu'il porte dans sa conduite. C'est assez dire combien l'instituteur doit être sévère pour lui-même à cet égard , et veiller à ce que son extérieur n'ôte pas à ses recommandations le poids de l'exemple.

L'administration interdit à tout enfant non vacciné l'entrée des écoles. Ce règlement sera toujours strictement observé , quand on songera quelle responsabilité on assume sur soi par son inobservation , et de quels malheurs on serait la cause si on laissait un enfant apporter dans une école le germe contagieux d'un mal aussi terrible que la petite vérole. Les maladies contagieuses, celles qui occupent la peau particulièrement, et en première ligne la teigne, la gale, certaines dartres , sont des motifs qui doivent faire interdire l'entrée des écoles à l'enfant jusqu'à sa guérison. Il est quelques autres maladies pour lesquelles il est également utile de prononcer une suspension provisoire : telle est la coqueluche qui se contracte en respirant le même air.

Je ne terminerai pas ce chapitre sans engager MM. les instituteurs à user de toute leur influence pour combattre les préjugés qui pourraient s'opposer encore à la propagation de la vaccine, et pour propager les saines notions d'hygiène qu'il serait si important de répandre dans les campagnes et dans les ateliers.

FIN.

9 782014 092776